CONTRIBUTION

A L'ÉTUDE BACTÉRIOLOGIQUE ET CLINIQUE

DE

LA DYSENTERIE HYPERTOXIQUE

PAR

M. Jean QUELMÉ

LE FAOU (Finistère)

Communication à la Société Médicale des Hôpitaux de Paris
Séance du 4 Mai 1900

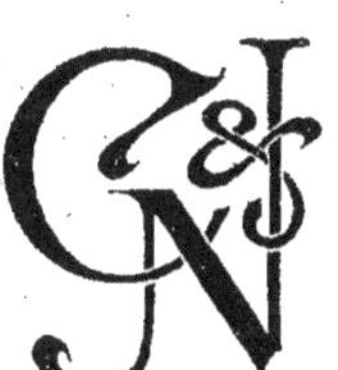

PARIS

GEORGES CARRÉ ET C. NAUD, ÉDITEURS

3, RUE RACINE, 3

1900

CONTRIBUTION

A L'ÉTUDE BACTÉRIOLOGIQUE ET CLINIQUE

DE

LA DYSENTERIE HYPERTOXIQUE

PAR

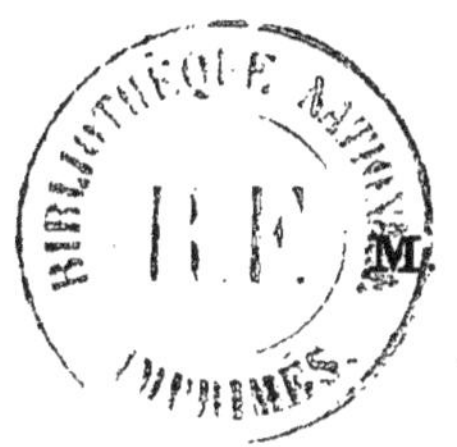

M. Jean QUELMÉ

Le Faou (Finistère)

Communication à la Société Médicale des Hôpitaux de Paris
Séance du 4 Mai 1900

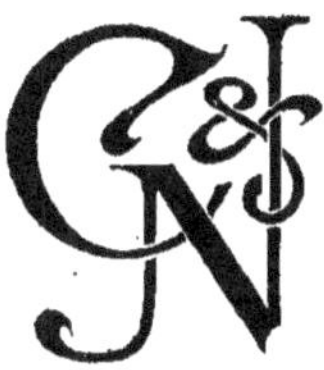

PARIS
GEORGES CARRÉ et C. NAUD, Éditeurs
3, RUE RACINE, 3
1900

CONTRIBUTION

à l'étude bactériologique et clinique

DE

LA DYSENTERIE HYPERTOXIQUE

I. — Nous avons eu l'occasion, l'été dernier, d'étudier de près une meurtrière épidémie de dysenterie qui a éclaté et s'est développée dans une partie de notre rayon médical. Nous nous proposons d'ailleurs de la décrire ultérieurement d'une façon complète, estimant qu'il y a toujours à glaner dans l'observation attentive de ces épidémies bien localisées qu'on peut suivre pour ainsi dire de porte en porte et de sujet à sujet.

Mais nous désirons dès aujourd'hui attirer l'attention sur la façon anormale dont a évolué cette épidémie. Nous n'avons guère retrouvé chez nos malades le type clinique de la dysenterie de France. D'abord notre mortalité a été énorme et beaucoup de nos malades sont morts rapidement avec des symptômes dysentériques très atténués alors que le pronostic paraissait favorable ; d'autres guéris, ont présenté des symptômes très intensifs avec une convalescence longue et pénible.

Grace à l'extrême obligeance de M. H. Roger, qui a bien voulu examiner les matières de plusieurs malades, et nous remettre une note à ce sujet, ce dont nous lui sommes particulièrement reconnaissant, il nous sera facile de relier entre eux ces cas divergents au premier abord, et nous pourrons ainsi dégager de la dysenterie nostras une forme qui nous paraît mériter le nom de dysenterie hypertoxique.

En ajoutant à nos observations celles de notre distingué confrère, M. Ely, ancien médecin en chef de la marine, nous avons soigné 97 malades, avec 55 guérisons et 42 morts, ce qui nous donne une énorme mortalité de 43,3 p. 100, pourcentage que l'on retrouve à peine dans les plus terribles épidémies, au début de la conquête de l'Algérie par exemple. En Bretagne, Gasser, dans le *Traité de médecine* de Debove et Achard, cite comme une des plus sévères l'épidémie de 1857, qui a tué 1 malade sur 5 ; plusieurs de nos confrères, dans leurs rapports sur l'épidémie de dysenterie qui a sévi d'une façon générale dans le Finistère pendant l'été dernier, accusent sensiblement la proportion de 1 décès sur 5 malades également, et, en y regardant de plus près, en classant nos observations par catégories, notre statistique est encore plus mauvaise, comme nous le verrons tout à l'heure.

Les guérisons, à part deux ou trois cas, sont toutes définitives ; c'est-à-dire que nous n'avons pas retrouvé de malades atteints de dysenterie chronique. Mais la convalescence de beaucoup de ces malades a été très lente : à l'heure actuelle, six mois après le début de la maladie, plusieurs n'ont pas encore retrouvé la plénitude de leurs forces. Ceci indique assez la lutte qu'à dû subir leur organisme pour sortir victorieux d'une pareille épreuve.

Nous résumons ci-dessous quelques-unes de nos observations de malades guéris et ayant été plutôt atteints d'une façon légère.

Obs. I. — Jeune homme de vingt-deux ans : dysenterie légère qui a duré vingt jours environ ; peu de douleurs sur le trajet du gros intestin : pas plus de dix selles par jour, muqueuses, puis sanguinolentes ; pas de vomissements.

Obs. II. — Jeune homme de dix-huit ans, frère du précédent, guéri au bout de vingt jours également et sans avoir présenté un grand cortège symptomatique.

Obs. III. — Jeune homme de dix-neuf ans (Echantillon n° 2, matières recueillies le 12ᵉ jour), dysenterie légère ; c'est un des cas les plus heureux : le malade est à peine resté dix jours au lit et était complètement guéri au bout d'un mois environ.

Obs. IV. — Garçon de quinze ans (Echantillon n° 3, matières recueillies le 3ᵉ jour) ; dysenterie peu grave, malade vingt-deux jours seulement : convalescence rapide malgré un gros abcès de la paroi abdominale, au niveau de l'ombilic, abcès dont nous n'avons pu recueillir le pus, car il s'est ouvert seul sans avoir occasionné de grandes souffrances.

Ce dernier malade est le seul qui ait présenté une complication pendant sa convalescence, dans une série de 22 cas de ce genre que nous avons observés.

II. — Dans la catégorie des observations qui vont

suivre, il est facile de constater une infection beaucoup plus intense. Nous résumons nos principales observations.

Obs. V. — Soldat de vingt ans, vigoureux, en congé de moisson et venant d'un régiment indemne de dysenterie : pendant vingt jours, selles muqueuses, puis sanguinolentes, suivies de parotidite double, d'arthrite du poignet droit et du coude gauche ; pas de suppuration ; mais convalescence longue et pénible ; à peine rétabli au bout de quatre mois.

Obs. VI. — Domestique de dix-neuf ans ; dysenterie grave compliquée de rhumatisme polyarticulaire : convalescence de trois mois avant guérison complète.

Obs. VII. — Homme de vingt-sept ans, alcoolique ; dysenterie grave avec convalescence traînante : à peine guéri au bout de trois mois et demi.

Obs. VIII. — Homme de quarante ans, vigoureux et sans antécédents pathologiques : pas d'alcoolisme. Dysenterie très grave : pendant trois semaines, selles sanglantes avec épreintes continuelles et douleurs sur le trajet du gros intestin. Température oscillant de 39°2 à 40 degrés pendant douze jours.

Au moment de l'amélioration des selles, parotidite du côté gauche, puis paralysie du voile du palais avec rejet des aliments par les fosses nasales ; enfin paraplégie des membres inférieurs ; le malade commençait à peine à marcher quatre mois après le début de sa maladie ; à l'heure autuelle, guérison complète.

Obs. IX. — Femme de quarante cinq ans, nourrice d'un enfant de cinq mois. Dysenterie grave dès le début : intolérance stomacale absolue pendant plusieurs jours. Température rectale qui a oscillé autour de 34 degrés pendant plus de vingt jours, avec 40 selles sanglantes par vingt-quatre heures : pendant six semaines nous avons réservé notre pronostic. La malade avait fini par prendre le dessus, mais à l'heure actuelle, après cinq mois de maladie, elle peut à peine se lever pour faire son lit tant sa faiblesse est grande : il persistait jusqu'à ces derniers jours un peu de diarrhée jaune ocreuse ; 4 à 5 selles par nuit, l'appétit ne revient pas : l'amaigrissement est considérable, et nous croyons que la malade commence de la tuberculose pulmonaire, car elle a une inspiration rude sous la clavicule droite.

Obs X. — Femme de quarante ans (Echantillon n° 5, matières recueillies au quinzième jour). Vigoureuse, n'ayant jamais été malade. Dysenterie grave dès le début : intolérance stomacale absolue, sialorrhée abondante avec gonflement du ganglion sous-maxilliaire du côté gauche ; selles d'abord muqueuses, puis sanguinolentes ; vers le vingtième jour, la malade, qui paraissait devoir guérir, tombe dans un état comateux avec température de 40 degrés, convulsions fréquentes, et meurt le vingt-deuxième jour, sans avoir présenté d'albumine dans les urines.

Nous relevons dans cette série quarante-trois observations de malades gravement atteints, avec onze morts, ce qui est, remarquons-le en passant, sensiblement la même proportion que celle publiée par nos confrères.

III. — Dans une dernière catégorie, qui se compose de trente-deux observations, nous n'avons pas une seule guérison ; les trente-deux malades sont morts, et leurs observations se résument seules ; ils n'ont pas eu le temps d'offrir à notre examen un grand cortège symptomatique, ainsi qu'en témoignent les quelques exemples que nous rapportons.

Obs XI. — Garçon de quinze ans, malade depuis la veille, fait 10 kilomètres en voiture pour venir nous consulter. Nous recueillons immédiatement ses matières suivant les instructions que nous venions de recevoir de M. Roger (Échantillon n° 1, matières du second jour). Les selles sont sanguinolentes, mais il y a peu de douleurs, peu de fièvre ; nous diagnostiquons une forme légère ; le lendemain, aggravation rapide, état typhoïde et mort au bout de trois jours, sans avoir eu plus de huit selles par jour.

Obs. XII. — Fillette de sept ans, atteinte dans une maison où il y avait cinq malades ; peu de fièvre, peu de selles, peu de douleurs, mort au bout de trois jours, alors que nous portions un pronostic favorable en présence du peu d'intensité des symptômes dysentériques.

Obs. XIII.— Femme de vingt-neuf ans, enceinte de trois mois, atteinte de dysenterie avec température rectale de 41°2 et algidité complète des membres inférieurs ; délire et agitation très grandes ; pas plus de dix selles par vingt-quatre heures, pas de douleurs, pas de vomissements ; mort au bout de quatre jours.

Obs. XIV. — Garçon de onze ans mort au bout de quatre jours, après avoir présenté une forme légère de dysenterie, mais dans une maison où il y avait trois malades.

Obs. XV. — Garçon de quatorze ans, atteint au milieu d'un foyer de six malades ; dès le début, vomissements incessants, hoquet intense, mais peu de selles, pas de douleurs, peu de fièvre, mort au bout de six jours, sans changement dans son état.

Obs. XVI. — Fillette de dix ans, sœur du jeune homme précédent, malade cinq jours et meurt avec aussi peu de symptômes dysentériques que son frère : ni vomissements ni hoquet, quelques selles sanguinolentes par jour.

Obs. XVII. — Jeune homme de vingt-deux ans, vigoureux (Ech. n° 4, matières recueillies au troisième jour), dysenterie d'abord légère, puis presque subitement son état s'aggrave, il prend l'aspect d'un typhoïdique avec délire, température rectale de 40 degrés, pouls rapide, incontinence des sphincters et mort au huitième jour, après être resté trois jours dans cet état.

OBS. — XVIII. — Jeune fille de dix-sept ans, se trouvait en plein foyer, car c'était la sœur des malades XV et XVI ; elle ressent quelques douleurs intestinales, un peu de diarrhée, quelques selles muqueuses ; mort au bout de trois jours, sans même avoir présenté de selles sanguinolentes, et sans aucun symptôme qui ait frappé l'attention de son entourage.

Les autres observations que nous pourrions donner se rapprochent de celles-ci ou présentent encore moins de de faits saillants. On pourra peut-être faire à ces dernières le reproche d'être muettes sur beaucoup de points, ou d'être incomplètes ; mais le foyer principal de notre épidémie se trouvait à 10 kilomètres du chef-lieu de canton que nous habitons ; et l'on sait combien il est difficile dans ces conditions de reproduire des observations notant scrupuleusement tout ce qu'on peut observer par soi-même ou avec l'aide de collaborateurs intelligents. Du reste, les résultats des analyses de M. Roger vont compléter nos renseignements, venir en aide à la clinique et nous permettre de rechercher les causes de ces anomalies. Nous le citons textuellement.

IV. — « L'examen microscopique des cinq échantillons ne m'a pas montré la présence d'amibes ; il m'a fait seulement constater de nombreuses formes bactériennes, parmi lesquelles prédominaient les éléments bacillaires. Des cultures ont été faites dans du bouillon, et, après un séjour de vingt-quatre heures à l'étuve, elles ont été injectées à des lapins. Ces inoculations ont été pratiquées le 31 octobre à 11 heures du matin ; chaque animal a reçu, dans une veine de l'oreille, 1 centimètre cube de la culture. Voici les résultats obtenus :

Échantillon I. — Lapin 1.615 grammes. Mort à 5 heures du soir, six heures après l'inoculation.

Échantillon II. — Lapin 1.530 grammes. Mort dans la nuit du 2 au 3 novembre.

Échantillon III. — Lapin 1.610 grammes. Mort le 3 novembre à 11 heures du matin.

Échantillon IV. — Lapin 1.980 grammes. Mort dans la nuit du 31 octobre au 1er novembre.

Échantillon V. — Lapin 1.505 grammes. Mort à 5 heures du soir, six heures après l'inoculation, en même temps que le lapin n° I.

L'examen microscopique a montré, chez les lapins I et V, de nombreux bacilles dans le sang et les organes ; les mêmes bacilles ont été retrouvés dans les organes du lapin IV ; mais le sang n'en renfermait pas, ou, du moins, il en renfermait trop peu pour qu'on en pût voir au microscope. Chez les lapins II et III, le sang et les organes contenaient, à côté du bacille précédent, diverses formes microbiennes, allongées ou arrondies.

Les cultures faites avec le sang et le foie de ces animaux ont permis de retrouver le bacille que l'examen microscopique avait fait voir. Ce bacille s'est développé, à l'état de pureté, dans les cas I, IV et V ; dans les cas

II et III, il était mélangé à d'autres microbes, et, notamment, à des bactéries qui, contrairement au bacille précédent, liquéfiaient la gélatine.

Devant ces résultats, l'attention était immédiatement portée sur le bacille, qui s'est développé dans tous les cas, et qui, trois fois, se trouvait à l'état de pureté dans les cultures. Il m'a été facile de reconnaître que ce bacille est identique à celui que j'ai décelé dans les selles d'individus atteints de dysenterie exotique, c'est-à-dire ayant contracté leur maladie en Algérie ou au Tonkin. J'ai retrouvé le même bacille dans les matières dysentériques qui m'ont été envoyées de Carhaix par M. Marchais et M. de Jœgher.

Ce bacille rentre dans le groupe des colibacilles. Il se développe facilement sur tous les milieux usités en bactériologie. Il trouble rapidement le bouillon, y produit de petites masses floconneuses et donne à ce milieu une odeur putride fort désagréable. La gélose se recouvre d'une couche épaisse, visqueuse. La gélatine n'est pas liquéfiée, mais on voit parfois se produire dans son épaisseur de petites bulles de gaz. Ce caractère, d'ailleurs inconstant, rapproche ce bacille de la variété de colibacille désignée sous le nom de B. lactis aerogenes. Ce bacille, provenant des matières dysentériques, coagule le lait ; mais, ce n'est qu'au bout de quarante-huit ou soixante-douze heures que la caséine se précipite ; à ce moment, le milieu est devenu acide. Sur la pomme de terre, on obtient des cultures jaunâtres. Les

tranches d'artichaut se recouvrent de colonies semblables
tandis que les parties ambiantes prennent une teinte
verte; le colibacille vulgaire se comporte de même
façon.

Ce qui paraît spécial au bacille trouvé dans la dysenterie, c'est son activité pathogène et son aptitude à
donner des toxines extrèmement actives. Si l'on se
reporte aux travaux publiés sur les toxines du colibacille,
on voit qu'il faut introduire des quantités considérables
de cultures stérilisées pour produire des accidents. Dans
les expériences de Gilbert, il fallait injecter de 37 à 94 centimètres cubes par kilogramme d'animal pour amener
la mort.

Il n'en est plus ainsi avec notre bacille. Pour obtenir
des toxines, on a semé le microbe dans un milieu com-
posé, à partie égale, de bouillon et de sérum de bœuf
liquide. Au bout de huit jours, la culture a été stérilisée
au moyen du chloroforme, dont on s'est débarrassé par
décantation et évaporation. Le liquide ainsi préparé a
été fort toxique. Il a suffi, dans certains cas, d'en injecter
dix gouttes dans les veines d'un lapin pesant 2 kilogrammes, pour provoquer de la fièvre, une diarrhée
extrèmement intense et, finalement, amener la mort au
bout de douze à vingt-quatre heures.

Par son pouvoir pathogène et l'activité de ses toxines,
le bacille dysentérique ne semble pas devoir être consi-
déré comme un colibacille vulgaire. Il doit certainement
jouer un rôle important dans la genèse de la dysenterie

ou, du moins, d'une variété de dysenterie. Mais pour pouvoir affirmer d'une façon certaine son rôle pathogénique, il faudrait savoir s'il ne possède pas des caractères particuliers et appliquer à cette étude les données que nous possédons sur la différenciation des microbes par la séro-réaction. Telles sont les recherches que nous poursuivons actuellement. »

V. — S'il est permis de faire des réserves sur la place exacte que doit occuper ce bacille dans le groupe des coli ou des paracoli-bacilles, il paraît difficile de ne pas admettre qu'il ait été, et seul, l'agent pathogène de notre épidémie. Car il a été retrouvé non seulement dans nos cinq échantillons, mais également dans les selles de dysentériques de Carhaix (Finistère) : on pourrait évidemment nous objecter que le nombre de nos examens est faible, comparativement à celui ne nos malades ; qu'il y aurait eu d'autres selles encore plus intéressantes à examiner, comme celles de l'observation V par exemple, ou de l'observation VIII, et surtout des observations XIII et XVIII ; mais ayant recueilli ces échantillons le même jour, nous les avons pris au hasard, ne nous occupant pas de la date de la maladie, afin d'avoir des spécimens de date différente.

Une autre preuve de l'action de ce bacille dans notre épidémie, c'est la concordance entre les symptômes cliniques présentés par les malades et la façon d'être de l'agent virulent ; voyez échantillon I, mort rapide du lapin en expérience six heures après l'inoculation (obs. XI, mort du malade au bout de trois jours); échantillon II, mort plus tardive du lapin dans la nuit du 2 au 3 novembre (obs. III, guérison du malade); échantillon III, mort tardive du lapin (obs. IV, guérison assez rapide du malade, malgré un abcès ombilical dont il eût été intéressant d'examiner le pus avant l'ouverture spontanée); échantillon IV, mort plus rapide du lapin (obs. XVII, mort du malade au huitième jour); enfin échantillon V, mort du lapin six heures après l'inoculation (obs. X, mort de la malade au vingt-deuxième jour).

Évidemment cette concordance est plus ou moins relative puisque les échantillons sont de date différente, mais il semble bien, malgré tout, qu'il y a un rapport entre les effets plus ou moins virulents du bacille sur les lapins et la terminaison de la maladie des dysentériques.

Mais ici se pose encore une autre inconnue. Est-ce le bacille ou sa toxine qui ont occasionné cette différence de virulence? ces malades ont-ils été des dysentériques infectieux ou des dysentériques toxiques? La question paraît plus difficile à résoudre. Il nous manque des examens de sang faits pendant la maladie, mais ces recherches sont difficiles; la présence des bacilles, en supposant l'expérience bien faite, démontrerait évidemment l'infection de l'organisme, mais leur absence aurait moins de valeur. Il nous manque aussi des examens nécropsiques, c'est-à-dire la vraie preuve scientifique

de notre hypothèse. Mais il nous reste l'analyse bacté-
riologique, qui nous montre que la toxine de ce bacille
a été particulièrement active : « Quelques gouttes dans
les veines d'un lapin de 2 kilogrammes ont provoqué
une diarrhée intense avec fièvre et la mort en vingt-
quatre heures. » La clinique, du reste, pouvait nous le
faire pressentir. Tous nos dysentériques à mort rapide
donnaient plutôt l'impression de malades empoisonnés,
intoxiqués ; leur dysenterie passait rapidement au
second rang, s'atténuait même pour faire place à ces
symptômes d'intoxication, état typhoïdique, prostration,
paralysies, etc. ; ils nous rappelaient ces diphtériques
qu'on voyait, avant la découverte de Behring et de Roux,
présenter quelques petites fausses membranes dans
l'arrière-gorge, et qui mouraient très rapidement empoisonnés par le poison du bacille.

Du reste, pendant que nous préparions cet article,
M. Roger a poussé plus avant ses expériences et en a
obtenu des résultats complémentaires qui nous semblent
confirmer de plus en plus notre hypothèse. Ainsi
M. Royer a étudié une nouvelle toxine, préparée comme
la première, mais en semant dans le milieu de culture
un bacille exalté par des passages sur les animaux.
Cette toxine était encore plus active, mais elle ne déter-
minait plus que fort peu de diarrhée. Il semble donc
que le flux intestinal représente une voie d'élimination.
Cette expérience peut absolument se superposer sur le
fait suivant que nous avons observé : dans la même

famille, le père a été atteint de dysenterie légère ; après lui, un fils de vingt ans : ils ont guéri tous deux ; puis la mère (obs. IX), qui a présenté une forme grave ; ensuite deux enfants (obs. XV et XVI), qui sont morts rapidement avec des symptômes intestinaux déjà atténués ; enfin leur sœur (obs. XVIII), qui n'a été malade que trois jours et qui est morte sans avoir de selles sanguinolentes et avec peu de diarrhée. Nous retrouvons ici absolument ce renforcement de virulence par des passages successifs sur les sujets atteints, et il nous semble que ce fait a presque la valeur d'une expérience de laboratoire.

L'hypothermie que nous avons observée chez plusieurs de nos malades ne contredit pas notre manière de voir : elle a été également signalée par Gilbert, Boix et Achard, dans certains cas. Du reste, M. Roger a également complété ses expériences de ce côté, et il est arrivé à cette conclusion que ce sont surtout les petites doses de toxine qui provoquent la fièvre Quand on en injecte de grandes quantités, les animaux n'ont pas de fièvre, souvent même ils présentent de l'hypothermie. Voici, par exemple, le relevé de trois expériences faites par M. Roger.

Ex. I. — Un lapin A reçoit dans les veines 0 cc. 025 de toxine (une demi-goutte) ; sa température monte de 39°,3 à 41° en une heure et s'y maintient pendant les deux heures suivantes.

Ex. II. — Un lapin B reçoit 0 cc. 5 : sa température monte

de 39º,4 à 40º,3 en une heure et se maintient ensuite autour de 40º,5 : donc, hyperthermie moins marquée et moins rapide chez le lapin B, qui a reçu une plus forte dose.

Ex. III. — Enfin un troisième lapin C reçoit 18 centimètres cubes de toxine : la température baisse d'abord de 39º à 38º5, puis remonte à 39º, oscille autour de ce chiffre et finalement tombe à 36° à la septième heure, trente minutes environ avant la mort.

En rapprochant ces résultats des faits que nous avons observés, nous voyons que ce ne sont pas nos malades les plus gravement atteints qui ont eu le plus de fièvre ; dans la série des morts rapides, elle a été même exceptionnelle ; mais ajoutons que la question est complexe, car il faut également tenir compte de l'action du foie qui peut arrêter ou annihiler cette toxine (Roger). Enfin, un dernier argument qui ne nous paraît pas négligeable, c'est que, dans certaines de nos observations, il est possible de retrouver la part de l'infection (rhumatisme, abcès ombilical, parotidite) et la part de l'intoxication (paralysie du voile du palais, paraplégie, incontinence du sphincter, etc.).

Il ne nous reste plus qu'à élucider le point suivant : aucun des confrères dont nous avons obtenu des renseignements n'a enregistré une mortalité aussi élevée ; aucun d'eux n'a eu l'attention attirée par les faits que nous avons observés. Il y a d'autres régions du Finistère plus pauvres que les nôtres, mais il y en a peu de plus réfractaires aux règles les plus élémentaires de l'hygiène : le principal foyer de notre épidémie a porté sur l'endroit le plus pauvre de toute la région.

Presque tous ces malades étaient des indigents, ne buvant que de l'eau souillée par les animaux (chevaux et bêtes à cornes), à cause de la sécheresse exceptionnelle de l'année dernière en Bretagne. A notre avis, cette eau a été le premier facteur de l'épidémie. La mauvaise hygiène des habitants et leur agglomération ont servi de causes favorisantes, et la contagion a fait le reste en renforçant la virulence du bacille et l'activité de sa toxine.

Car nos dysentériques, au point de vue thérapeutique, ont été soignés par tous les médicaments usités en pareil cas, depuis les opiacés jusqu'aux pilules de Segond, l'ipéca à la brésilienne, les lavements de permanganate et les injections de sérum artificiel.

Quoi qu'il en soit, il nous semble bien, tant d'après l'examen des symptômes cliniques observés que d'après les recherches bactériologiques, que nous avons eu affaire à une forme particulière de dysenterie, dans laquelle les symptômes infectieux ont rapidement cédé le pas aux phénomènes d'intoxication.

Suivant que l'un des deux phénomènes a pris le dessus, nous avons observé des formes légères, des formes graves avec quelques guérisons, des formes toxiques avec mort rapide. Comme nous avons trouvé dans nos classiques peu de détails sur cette forme, nous avons résumé les faits que nous avons pu observer, heureux si d'autres chercheurs plus autorisés que nous peuvent leur donner confirmation et en dégager une forme hypertoxique de la dysenterie nostras.

IMPRIMERIE F. DEVERDUN. — BUZANÇAIS (INDRE)